AF611817

# LEÇON D'OUVERTURE
## DU COURS
DE
# PATHOLOGIE MÉDICALE

DE

M. LE PROFESSEUR BONDET

---

(1er Décembre 1877)

LYON
ASSOCIATION TYPOGRAPHIQUE
C. RIOTOR, RUE DE LA BARRE, 12

1878

LEÇON D'OUVERTURE

DU

# COURS DE PATHOLOGIE MÉDICALE

# LEÇON D'OUVERTURE

## DU COURS

DE

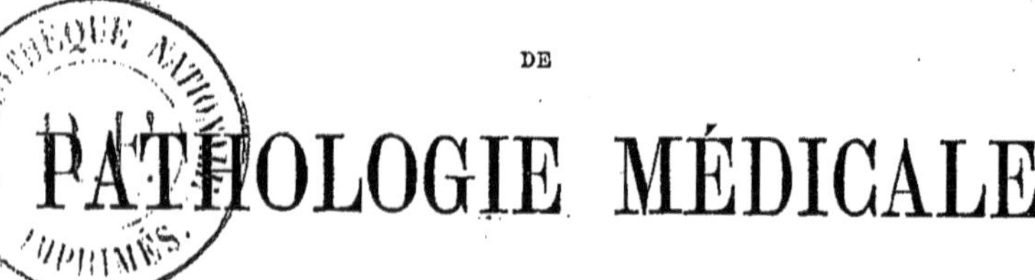


# PATHOLOGIE MÉDICALE

DE

## M. LE PROFESSEUR BONDET

---

(1er Décembre 1877)

LYON
ASSOCIATION TYPOGRAPHIQUE
C. RIOTOR, RUE DE LA BARRE, 12

1878

# LEÇON D'OUVERTURE

## DU COURS

## DE

# PATHOLOGIE MÉDICALE

---

Messieurs,

Bien que je ne sois pas un inconnu pour la plupart d'entre vous, il m'a paru utile, au commencement de ce cours, de vous exposer en quelques mots l'esprit général, les méthodes et quelques aperçus critiques des ressources les plus importantes sur lesquelles je comptais baser cet enseignement.

Dans cet exposé, vous trouverez, je l'espère, avec une direction pour vos études, quelques vues générales sur la pathologie telle que je la comprends, et telle que je désire vous l'enseigner.

Et d'abord, qu'est-ce que la pathologie? Soumise, vous le savez, aux fluctuations philosophiques des diverses époques, asservie pendant des siècles par toutes les doctrines, par tous les systèmes qui, tour à tour et successivement, ont régné sur le monde, la pathologie, à l'heure qu'il est, en empruntant aux autres sciences, leurs méthodes d'observation, leurs procédés d'expériences et de recherches, s'est suffisamment rapprochée d'elles, pour qu'à l'ouverture de son cours, mon éminent collègue de la Faculté de Paris, M. le professeur

Jaccoud, ait pu la définir : une science qui a pour objet l'étude des maladies.

Cette définition est-elle exacte ? et devons-nous la conserver ? Elle est fausse bien certainement, si l'on entend seulement par science cet ensemble de données invariables qui est le propre de certaines sciences exactes, la géométrie, par exemple ; elle est vraie, au contraire, si l'on veut bien considérer, qu'en dehors de celles-ci, il n'y a pas de science pour laquelle on puisse revendiquer des certitudes constantes, invariables, et surtout absolues, et qu'il n'y en a pas une dans laquelle la certitude ne marche à côté de la probabilité, et le connu à côté de l'inconnu.

Que dans la médecine, et dans la pathologie en particulier, il y ait encore une quantité de probabilités et encore plus d'inconnues, nul ne saurait le nier ; mais ce que l'on ne saurait nier également, c'est qu'étant donnés les habitudes d'observation, les procédés actuels de recherches, ainsi que les efforts incessants des observateurs, elle n'ait le droit de figurer à côté des sciences dont elle a accepté l'esprit en s'appuyant sur leurs travaux et en s'inspirant de leurs méthodes.

Nous accepterons donc la définition de M. Jaccoud, et si parfois, contre notre science naissante, nous entendons formuler encore ce reproche que le chancelier Bacon adressait aux sciences de son temps, riches de faits en apparence, disait-il, mais pauvres en réalité, regorgeant de fables, abondant en traditions, en hypothèses folles, en récits vides, s'occupant des choses vaines, dédaignant les choses solides, n'oublions pas que si ces sciences ont marché, si elles se sont faites, c'est à l'esprit scientifique et à ses méthodes d'observation qu'elles le doivent.

Que tous les hommes se réunissent, disait ce même Bacon,

que le genre humain tout entier s'adonne à la philosophie, que le globe se couvre d'académies, d'instituts, de colléges, d'écoles, de sociétés savantes, jamais sans le secours de l'observation les sciences naturelles ne feront de progrès vraiment dignes de la raison humaine.

L'observation et l'expérience, tel est, Messieurs, l'unique fondemênt des sciences naturelles.

Si les progrès de la médecine ont été si lents, si difficiles, si souvent et peut-être si justement contestés, la raison en est certainement à un défaut de précision dans les méthodes employées par ceux qui l'ont cultivée.

Aussi que de progrès accomplis, que de ressources nouvelles créées à la médecine, depuis le jour où, modifiant son esprit et ses méthodes, elle a pris pour bases de ses travaux les deux puissants leviers dont je vous parlais tout à l'heure, l'observation et l'expérience !

Un demi-siècle à peine s'est écoulé depuis qu'à la place de l'art la médecine a voulu la science, et déjà l'anatomie s'est doublée de l'histologie, la physiologie s'est faite, la chimie avec ses réactfs, la physique avec ses appareils, l'histoire naturelle avec ses classifications , ses méthodes et ses connaissances spéciales , ont fourni à la pathologie et à la clinique des certitudes inconnues jusqu'alors.

Messieurs, sans contredit, le progrès est là ; mais pour qu'il soit vrai et surtout durable, n'oublions pas que sous peine d'être stérilisées, ces admirables ressources ne doivent pas s'isoler des autres enseignements fournis par la pathologie et par la clinique.

Pour bien me faire comprendre, et pour vous montrer sous leur véritable jour ces ressources variées et puissantes fournies à la médecine par les autres sciences dites sciences accessoires ou exactes, permettez-moi de sortir pour un instant de la pathologie pure, et de vous parler surtout comme médecin, c'est-à-dire comme clinicien aussi bien que comme pathologiste.

A l'heure présente, après quelques années d'études préliminaires, tous anatomistes ou physiologistes plus ou moins consommés, chimistes plus ou moins forts, physiciens plus ou moins habiles, avec des connaissances variées en histoire naturelle, vous allez vous heurter aux premières difficultés de l'application de toutes ces sciences à l'homme malade.

Qu'allez-vous devenir ? comment allez-vous employer, pour le faire le plus fructueusement possible, toutes ces richesses difficilement et toujours si laborieusement acquises?

Grâce à l'anatomie et à la physiologie, vous connaissez déjà, et les parties constituantes et le mécanisme admirable de cet ensemble vivant et harmonieux qu'on appelle l'homme.

Vous l'avez étudié dans ses formes extérieures les plus saillantes, comme dans les détails les plus délicats de sa structure ; ses tissus, ses organes avec leurs rapports, leurs fonctions, je suppose que tout cela vous est connu.

Si vous avez bien vu, si vous avez bien présents à la mémoire les mille et un détails des différentes parties de son organisation, si vous possédez parfaitement le rôle de chaque appareil, la connaissance de chaque fonction, une déviation dans la forme, une altération dans la composition élémentaire et normale des tissus, un trouble fonctionnel quelconque, ne sera pas difficile à saisir.

Grâce à la pathologie, vous connaîtrez bientôt les noms qui vous permettront de reconnaître et les classifications à l'aide desquelles vous pourrez les grouper, ces diverses transformations des types primitifs anatomiques ou fonctionnels.

Par la coordination possible de certains signes, de certaines déviations physiologiques, vous saurez qu'à tel ou tel ensemble symptomatique correspond telle ou telle lésion. Alors vous connaîtrez la maladie, vous pourrez remonter à ses causes, à son développement; reconnaître sa gravité, étudier sa thérapeutique; mais une notion vous échappera encore, c'est celle du malade.

Cette notion, incontestablement la plus importante de toutes, c'est la clinique qui vous la donnera; c'est grâce à elle, grâce aux renseignements qu'elle vous fournira sur la nature, les antécédents de l'individu, sur la marche, la simplicité ou les complications de la maladie, que vous arriverez à une connaissance à peu près complète de votre sujet.

Pour arriver à cette connaissance, je ne dirai pas parfaite, mais aussi exacte que possible de chaque malade, malgré toutes les ressources que vous offriront vos études et vos travaux antérieurs, vous saurez plus tard ce qu'il faut de temps, d'attention, d'expérience, de patientes et minutieuses observations.

Si pour arriver à ce résultat, il suffisait de la notion seule de la lésion, s'il ne s'agissait que de la découvrir, de savoir lui donner un nom, de la ranger dans telle ou telle catégorie de maladies, demandant tel ou tel remède, la médecine serait trop facile, et je ne saurais trop vous mettre en garde, dès à présent, contre cette vicieuse application de l'anatomie à l'art de guérir.

Cette tendance est malheureusement trop fréquente, et ils ne sont pas rares les médecins, surtout ceux qui, comme vous, débutent dans la médecine, qui s'imaginent que la connaissance de la lésion étant donnée, tout est dit, et qu'il ne s'agit plus que de lui appliquer le remède qui doit la guérir.

A ceux d'entre vous qui se berceraient encore de pareilles illusions, les faits bientôt donneraient de trop nombreux démentis. Sans doute que cette connaissance des lésions a une importance immense, fondamentale si vous le voulez, mais elle n'est, pas tant s'en faut, aussi absolue que veulent bien le prétendre les partisans exagérés de l'école anatomique.

A mesure que vous avancerez dans votre carrière, cette vérité deviendra plus évidente ; je ne veux pour vous le démontrer que prendre au hasard, parmi les nombreux exemples qui ne tarderont pas à s'offrir à votre observation.

Voici par exemple une pneumonie ; à l'aide de la percussion, de l'auscultation, de l'aspect particulier des crachats, vous avez reconnu cette induration particulière du poumon, due à la présence d'un exsudat fibrineux dans les vésicules pulmonaires.

La lésion est là, vous pouvez la caractériser par un nom spécial, qui traduira exactement dans votre esprit la lésion anatomique, et cela avec autant d'exactitude que si vous aviez le poumon sous les yeux.

La maladie vous est donc parfaitement connue, et cependant les points les plus importants de ce problème, que vous croyez avoir résolu, vous échappent encore.

Pour arriver à une notion exacte du malade, donner à votre pronostic, à votre thérapeutique, toutes les garanties désirables, vous devrez vous renseigner sur son âge, ses antécédents pathologiques, ses habitudes, l'état de ses forces, les causes, la simplicité ou les complications de sa maladie. Est-il tuberculeux, diabétique, ivrogne, rhumatisant, quel est chez lui, l'état du cœur, du pouls, de la respiration, de la peau, des différentes sécrétions et excrétions. Autant de questions qui demandent une réponse, pour que vous puissiez caractériser la nature exacte de la maladie, porter un pronostic certain, et instituer un traitement opportun.

Ce que je vous dis de la pneumonie, je pourrais vous le répéter au sujet des lésions locales les plus élémentaires. Une plaie la plus simple de toutes, si vous ne possédez que des notions incomplètes sur les habitudes, la nature et les antécédents pathologiques du malade, résistera souvent, malgré tous vos efforts, aux traitements les plus variés. — Pourquoi ? parce que, anatomistes avant tout, sûrs de ce que vous avez vu de vos yeux, ou sur le champ de votre microscope, vous n'aurez vu que la lésion, et que l'état diathésique, constitutionnel, qui la tient sous sa dépendance, scrofule, herpétisme, syphilis, goutte ou rhumatisme, aura passé inaperçu.

Dans les hôpitaux, où les malades passent peu de temps, et toujours assez rapidement, avec des individus insouciants ou ignorants qui, généralement, s'étudient peu, ou s'étudient mal, ces renseignements sont quelquefois difficiles à obtenir, et obligés que nous sommes, la plupart du temps, à nous en rapporter à ce que nous voyons, c'est-à-dire aux différents symptômes objectifs que nous constatons, il nous arrive souvent de poser des points d'interrogation, et de les laisser sans réponse.

C'est là certainement un reproche à adresser à la pratique hospitalière, la médecine de l'individu y domine trop, elle y est trop distincte de celle de la race. Ce ne sera que plus tard, alors surtout que vous aurez suivi pendant un certain temps, dans le cours de votre carrière médicale, quelques-unes de ces malheureuses familles vouées à une de ces causes, hélas !

trop fréquentes, de décadence ou de mort, que vous comprendrez l'importance des recherches que je vous recommande, et, je l'espère, la gravité et la justesse de la critique que j'adresse en ce moment aux exagérations de l'anatomisme.

Ces observations une fois faites, je vous dirai : servez-vous de l'anatomie, qu'elle soit la base de tous vos travaux, servez-vous-en pour l'appliquer à la médecine, aussi bien qu'à la chirurgie ; mais quand vous l'appliquerez à l'étude de la maladie ou du malade, vous vous souviendrez qu'il faut aller au-delà de ce que vous voyez, fouiller le passé, aussi bien que le présent, rechercher les vices constitutionnels, dyscrasiques ou diathésiques, chercher, voir, analyser, calculer, sinon avec certitude toujours, tout au moins avec la plus grande somme de probabilités possible, et les réactions que vous attendez, et les forces sur lesquelles vous pouvez compter pour les provoquer.

Ces dernières notions que l'anatomie ne peut plus nous donner, c'est à la physiologie qu'il faudra les demander.

C'est elle qui, indépendamment des connaissances spéciales qu'elle nous fournira sur le mécanisme, le jeu et le rôle particulier de chaque organe, nous apprendra à connaître les déviations pathologiques de chacun d'eux. C'est par elle que nous arriverons à la notion exacte du symptôme, à son interprétation, et à la connaissance des forces et des puissances réactionnelles de chaque organisme et de chaque individu. C'est par elle que nous parviendrons à préciser et à connaître les véritables indications thérapeutiques.

Quelle admirable science, Messieurs, que celle qui, en nous faisant connaître cet immense travail d'assimilation et de désassimilation, qui a pour siége la profondeur des tissus, va nous expliquer les divers phénomènes de la nutrition, de la combustion et de la chaleur. Quel attrait, quelles séductions devrais-je dire, dans ces ingénieuses recherches qui ont pour but de nous faire connaître les mutations de la matière avec la fixité de ses agents, et la mobilité de ses forces.

Née d'hier, à peine constituée, la physiologie est devenue, à l'heure qu'il est, le pivot de la médecine ; un mouvement de plus en plus accentué, sous l'influence duquel bien des progrès déjà se sont accomplis, pousse de plus en plus les esprits dans ce sens, et si son passé répond de son avenir, on peut affirmer qu'il ne fera que grandir et se généraliser davantage. Déjà nos diagnostics, nos pronostics, nos recherches étiologiques et notre thérapeutique s'inspirent de ses lumières et de ses lois.

Par elle, les études biologiques agrandies ont cessé de vivre d'hypothèses et de chimères ; les esprits animaux se sont envolés, les différents liquides de l'organisme ont pris des noms en rapport avec leur composition, leur nature et les différentes fonctions auxquelles ils doivent concourir; les influences des astres, des humeurs peccantes, de la bile et de l'atrabile, du strictum et du laxum, tout cela a disparu, a pris un corps et une science, je ne dis pas encore complète, mais en voie peut-être de le devenir, et féconde déjà en application de toute nature, s'est définitivement constituée.

Loin de se ralentir, le mouvement qui, depuis quelques années, pousse vers elle les esprits les plus sérieux, semble s'activer chaque jour; le roman d'il y a quarante ans, comme on l'appelait alors avec dérision, est devenu la vérité d'aujourd'hui.

Messieurs, la médecine est là, et la pathologie, à l'heure

qu'il est, n'est plus et ne doit plus être, suivant l'heureuse expression de M. le professeur Bouillaud, que la physiologie de l'homme malade.

Plus vous irez, plus vous creuserez la matière dans ses luttes, ses résistances, ses efforts pour échapper à la mort, plus vous vous sentirez pris d'admiration pour cette merveilleuse science de la vie.

Travaillez-la, approfondissez-la, car souvent, très-souvent, nous aurons l'occasion de nous en servir. Souvenez-vous aussi qu'il ne suffit pas de la connaître ; le plus important, le plus difficile peut-être, est de savoir l'appliquer.

Autant il y a quelques instants, en vous parlant de l'anatomie, j'essayais de vous tenir en garde contre les exagérations de ses applications à la médecine, autant vous me voyez disposé à élargir le cadre de celles de la physiologie.

Pour être juste, et ceci m'amène à vous parler de la physique et de la chimie, il faut avouer que cette marche ascendante et rapidement progressive, la physiologie la doit en grande partie aux sciences physico-chimiques, dont elle a emprunté les méthodes et les résultats.

Sans vouloir faire de vous des médecins chimistes ou physiciens, aussi éloigné en ce moment de la médecine de laboratoire que je l'étais tout à l'heure de celle de l'amphithéâtre, je dois à la vérité de dire et de proclamer hautement les services rendus par ces sciences à la biologie.

Que seraient, en effet, sans elles, l'embryogénie et l'histologie toute entière. Que savions-nous des éléments organiques de nos tissus, de leur mode de groupement, avant l'emploi du microscope.

Avant l'intervention de ces sciences en médecine, que savions-nous des mutations des matériaux organiques de l'économie, de la digestion, du lieu et des agents de transformation, des matières amylacées, des matières grasses et des matières albuminoïdes ? Que savions-nous des fonctions des glandes, de la glycogénie, du rôle des divers principes élémentaires et de leurs équivalents nutritifs ? Que savions-nous de la composition normale de l'urine et du sang, et de leurs altérations pathologiques, avant que la chimie et la physique eussent passé par là ?

Sans l'intervention des lois physiques, que connaîtrions-nous des divers phénomènes tant physiologiques que pathologiques de la respiration, de la circulation, de la vision, de l'audition et de la phonation ? N'est-ce pas à l'aide de ces mêmes lois physiques de l'imbibition, de la capillarité, de l'endosmose, de la diffusion des liquides et des gaz, que l'absorption a été étudiée et connue ? Et tous les principes d'électro-physiologie et d'électro-thérapie, et les diverses notions sur les origines de la chaleur, produite par les êtres vivants, qui donc nous les a fournis, sinon la physique et les physiciens ?

Et ces admirables instruments que nous employons à chaque instant pour nos études et nos recherches cliniques, le microscope, dont je vous parlais tout à l'heure, l'ophthalmoscope, le laryngoscope, le dynamomètre, le sphygmographe, le thermomètre, la balance, à qui les devons-nous, sinon à la physique encore et aux physiciens ?

Et si je ne craignais de lasser votre attention, et qu'il me fût permis de vous parler de toutes ces mutations ou transformations pathologiques que la chimie nous a fait connaître, comme elle nous avait fait connaître leurs mutations physiologiques, que de faits ! ce serait l'histoire de la pathologie presque toute entière qu'il faudrait vous retracer.

Cette partie de la science physiologique, je le sais, est encore loin de là perfection, les matériaux sont insuffisants, les résultats incomplets ; et cependant, que de données, que de notions sûres, positives, déjà sont acquises. Grâce à elle, les nécrobioses, les dégénérescenses graisseuses, atrophiques, cornées, calcaires, lardacées, amyloïdes ou cireuses, les divers ramollissements, sont certainement mieux connus, sinon dans leurs causes et leurs origines, au moins dans leur manière d'être et leurs effets ; les maladies des systèmes osseux et cartilagineux, les divers exsudats, le pus, le sang, la bile, toutes les sécrétions ou excrétions, en un mot, mieux étudiées, mieux connues également.

Plus nous irons, plus se feront claires et précises les idées que nous nous faisons de ces diverses altérations.

Je ne voudrais cependant pas que vous vous fissiez de trop grandes illusions sur la portée actuelle de ces découvertes. Pour atteindre le but réel de tout cela, il faudrait, bien entendu, que nous puissions, par l'analyse complète et détaillée de ces divers produits, arriver à expliquer dans leurs détails et dans leur essence, l'invasion, la marche et la fin de ces diverses altérations.

Pour arriver à de semblables résultats, dit M. Schutzenberger, dans son Traité de chimie appliquée à la médecine, la chimie physiologique a encore à faire d'immenses progrès, et pourtant, que de choses acquises déjà, seulement à propos des liquides organiques et du sang en particulier, ses globules, son sérum, son albumine, sa fibrine, ses sels, sa réaction, tout cela ne nous est-il pas connu, et ne sont-ce pas des éléments assez importants pour appeler et fixer déjà l'attention du médecin ?

D'ici là, Messieurs, nous nous contenterons de demander à la chimie les renseignements qu'elle peut nous fournir sur la composition des solides et des liquides de l'organisme, sur leurs diverses altérations. Nous l'interrogerons pour éclairer l'étiologie de certaines affections, confirmer nos diagnostics dans plusieurs affections déterminées de l'estomac, du foie, de la vessie ou des reins, nous essaierons par elle de remonter à la source de certaines diathèses, de mieux préciser, s'il est possible, ainsi que cela a été tenté dans ces dernières années par M. Pasteur, la cause de certaines maladies contagieuses, épidémiques ou endémiques.

Quelque incertaines que soient encore ces dernières données, et malgré toutes les réserves que nous impose un pareil sujet, n'oublions pas que déjà, à cette théorie, des germes et des ferments considérés comme causes des maladies infectieuses, les découvertes de M. Davaine sur le sang de rate, celles de M. Béchamp, de M. Pasteur et Duclaux sur les fermentations, de M. Donné sur le pus des chancres, de notre compatriote, M. Chauveau, sur les granulations virulentes de la vaccine, sont venues prêter un point d'appui solide, celui de faits positifs, acquis définitivement à la science. Ces faits, certainement, ne resteront pas isolés.

Ainsi compris, on ne saurait nier les services rendus par les sciences physico-chimiques à la biologie ; nous nous souviendrons, cependant que, de l'aveu même de leurs partisans les plus éclairés, ce sujet reste entouré de beaucoup d'obscurité et de difficultés sans nombre.

Il ne suffit pas seulement, dit M. Claude Bernard, pour le physiologiste et le médecin, de caractériser la composition chimique des liquides et des solides de l'organisme, il faut surtout connaître l'influence qu'ils peuvent exercer, sur ce que l'on est convenu d'appeler les manifestations vitales, et réciproquement, les changements que peuvent leur faire subir les diverses conditions organiques de l'individu vivant, C'est dans l'état et les diverses manières d'être du système nerveux, intermédiaire habituel de toutes les réactions qui se passent entre les liquides et les solides de l'organisme, qu'il nous faudra chercher ces diverses conditions organiques.

Ce point, une fois bien établi, et étant donné ce principe indéniable de la parfaite similitude des lois chimiques et physiques dans le monde inorganique, et la matière organisée, leur application aux divers phénomènes organiques cesse d'être la base de ce système aussi absurde que prétentieux, à l'aide duquel on voudrait transformer nos divers organes en autant d'appareils à réactions fixes, constantes, et, par conséquent, toujours invariables.

Non, Messieurs, le corps humain n'est ni une cornue ni un alambic, et, bien que les actes physico-chimiques qui s'y passent soient, ainsi que je viens de vous le dire, incontestablement les mêmes que ceux que nous voyons se produire, et que nous produisons à volonté dans les creusets de nos laboratoires, ce n'est point seulement dans ces actes eux-mêmes, mais bien et le plus souvent dans les forces, ou, si vous le voulez, pour parler un langage plus médical, dans les diverses manières d'être du système nerveux, que nous, physiologistes ou médecins, nous devons rechercher et trouver les véritables agents, les vrais modificateurs des phénomènes organiques.

Si je vous ai bien fait comprendre ma pensée, si les liens qui rattachent à la physiologie les sciences physico-chimiques, sont bien nets dans votre esprit, vous pourrez, sans tomber dans les travers, les excès, je dirai presque les extravagances de l'ïatro-chimisme ou de l'ïatro-mécanisme, demander à la chimie et à la physique un concours vraiment utile, pour vous guider dans l'étude et dans l'interprétation des divers phénomènes de l'organisme sain ou malade.

Où doit s'arrêter l'intervention de ces sciences ? Devons-nous, pouvons-nous, dès à présent, les réduire à une certaine sphère d'activité connue et limitée d'avance.

En présence des services éclatants rendus pendant ces dernières années par les sciences physico-chimiques à toutes les branches de la biologie, chercher à limiter cette intervention, dire jusqu'où elle doit aller, et le point fixe où elle doit s'arrêter un jour, me paraît impossible aujourd'hui.

Après ce que je vous ai dit, et malgré ce que je vous ai dit des difficultés du sujet, isoler la biologie, ce serait la condamner à l'immobilité, et, quand tout marche autour d'elle, l'arrêter serait reculer.

A ceux donc qui choisiraient un pareil moment pour renouveler une opposition dès longtemps condamnée par la raison et par les faits, à ceux qui essaieraient de limiter la science dans ses moyens de développement, on pourrait répondre, avec l'auteur des *Phénomènes physiques de la vie*, M. Gavarret : Vous avez tenté de planter des bornes à notre passage, le flot de la science moderne, faible à son origine, les a d'abord modestement contournées ; vous l'avez vue passer et vous avez détourné la tête avec dédain ; à l'heure qu'il est, le flot a grossi, vos bornes sont submergées ; demain elles seront arrachées et violemment entraînées par le courant. Bientôt, on ne s'occupera de ces vaines oppositions que pour venir, en archéologue, rechercher les traces effacées d'une résistance impie et impuissante à la marche librement ascendante de l'esprit humain.

Travaillez donc, Messieurs, à ces sciences que vous venez d'étudier, que vous savez, je suppose, et que toujours, hélas, l'on se hâte trop d'oublier.

Aussi utiles que l'anatomie qu'elles complètent, que la physiologie, qu'elles éclairent, elles sont, elles aussi, ainsi que l'histoire naturelle, et les mathématiques, dont j'ai à vous parler encore, les plus solides, les plus vraies des ressources auxquelles puisse faire appel le pathologiste pour l'étude et la connaissance des maladies.

Des bactéries de M. Davaine dont je vous parlais tout à l'heure, à propos des bio-ferments, et que l'histoire naturelle nous a fait connaître, avec cette épouvantable rapidité de reproduction qui, en quelques heures, de 70 à 74, transforme l'individu isolé en plus de cent milliards d'individus nouveaux, aux autres notions que l'histoire naturelle peut fournir à la médecine, la transition est facile.

Que de faits, que de découvertes pratiques, si je voulais reprendre toute cette importante question des parasites végétaux et des vers parasites : L'hypothèse de la diathèse vermineuse abandonnée, la certitude acquise qu'un ver ne se trouve dans l'organisme que lorsqu'il y pénètre, ou qu'on l'y met à l'état d'œuf ou d'embryon ; — jamais de spontanéité, pas plus pour les parasites végétaux que pour les vers parasites, voilà ce que nous a appris l'histoire naturelle.

Et si je vous montrais le mode de développement de quelques-uns de ces êtres singuliers, que de sujets d'étonnement, que de déductions pratiques !

La pénétration du tænia solium, par les hydatides du porc, celle du tænia médiocanellata, par les hydatides de la viande du veau et du bœuf, celle du bothriocéphale avalé à l'état de cystique, avec certains poissons mal cuits, la truite et la ferra.

Et la trichine, ingérée à l'état de kystes trichineux d'abord, l'enveloppe de ces kystes digérée, les vers mis en liberté s'accouplant dans les intestins, pour produire, après quelques heures, cinq à six cents petits, qui perforent les membranes intestinales, cheminent le long des muscles, et produisent ces épouvantables douleurs qu'on observe avec l'état typhique chez l'individu trichinisé.

Et l'acarus de la gale, et les parasites végétaux, avec les spores du champignon de l'ergot, produisant l'ergotisme par leur arrêt dans les capillaires ; ceux du muguet avec l'oïdium albicans, et ses milieux acides, de l'herpès circiné avec le trychophyton et sa contagion ; que d'applications à la médecine, dans tout cela, que de données fécondes pour l'hygiène et la thérapeutique !

Pour compléter l'exposé des ressources fournies à la pathologie, par les sciences naturelles ou exactes, il me reste à vous parler des mathématiques ; si j'ai été bien compris, si j'ai pu faire assez lumineuse à vos yeux la puissance de l'observation, il nous sera facile de modifier l'ancien adage, *ars tota in observationibus*, pour en faire l'*ars tota in observatione.* Un singulier à la place d'un pluriel, la pensée à la place d'un chiffre, et tout de suite apparaîtra cette différence absolue qui existe entre l'observation, base de la méthode inductive, et cette fausse application du calcul et des mathématiques, qu'on a très-improprement décorée du nom de méthode, le numérisme.

J'ai loué tout à l'heure, beaucoup loué, et je le crois avec juste raison ; permettez-moi de faire ici quelques critiques, et de ne pas croire, avec quelques esprits qui, sous prétexte de donner à leurs doctrines, ou à leurs théories, une fausse apparence de rigueur et de certitude, se sont cru obligés d'emprunter le langage habituellement si correct des mathématiques, qu'il suffise de savoir compter pour être médecin.

Un instant, en effet, la médecine se fit avec des chiffres, et le numérisme triomphant vint pompeusement s'imposer à l'art de guérir, l'infestant des théories les plus fausses, des plans de traitement les plus dangereux.

Les vrais géomètres, a dit Cabanis, sont ceux qui savent que le calcul ne s'applique pas à tout.

Que les chiffres en médecine soient employés à compter les faits, la méthode numérique restant ainsi un simple procédé de recherches, le procédé est légitime ; mais qu'à l'aide de cette espèce de numération, l'on ait la prétention d'arriver à des lois numériques, et de se servir de ces lois pour formuler des conclusions qui ne sont pas constantes, voilà ce que l'on ne saurait admettre.

Il y a, il faut l'avouer, dans cette singulière prétention de la méthode numérique, de se poser en temps que méthode, à l'exclusion des autres données de l'observation et du raisonnement, au moins autant d'étrangeté que dans cette singulière et bizarre opération mathématique qu'elle suppose, d'une formule algébrique qu'on voudrait résoudre à l'aide d'une simple addition arithmétique.

Toutes les statistiques, même les mieux faites, sont presque toujours passibles de ce double reproche, de s'appuyer, pour arriver à un total, sur des unités d'espèce différente, et de vouloir, en négligeant souvent les éléments les plus importants d'un problème, donner à l'aide d'un seul de ces éléments la solution du problème tout entier.

C'est cette prétention qui, en faussant les vrais principes de la méthode numérique, a été cause de tous les anathèmes qu'on a dirigés contre un moyen de recherches dont on a certainement exagéré la portée, mais qui est loin de mériter également les reproches dont on l'a accablé, et l'espèce de discrédit dans lequel il est tombé.

Examiné attentivement et avec impartialité, il ne mérite ni l'engouement qu'il a su inspirer, et qu'il inspire encore à ses adeptes, ni la défaveur exagérée peut-être avec laquelle il est journellement accueilli par beaucoup de médecins.

Le numérisme, dit Louis Peisse dans son livre intitulé : *La médecine et les médecins*, n'est pas une méthode logique, originale et indépendante, mais un simple instrument secondaire, applicable à un certain nombre de vérités, et l'on n'est pas fondé à le mettre en opposition avec les autres procédés d'observation de la méthode inductive. Cette dernière, quel nom qu'on lui donne, est impliquée en réalité dans tout exercice de l'intelligence, dans tout jugement, dans tout raisonnement. Elle est la logique universelle qui se sert d'une multitude de procédés d'information suivant le but qu'elle veut atteindre, procédés au nombre desquels se trouve à son rang la méthode numérique elle-même, qui loin d'être une rivale, n'est et ne peut être que sa servante et son instrument.

Par cette citation empruntée à un philosophe, d'infiniment d'esprit et de bon sens, vous apprécierez à sa juste valeur, dans l'examen des ressources fournies à la médecine par les sciences, le rôle des mathématiques.

Dans l'exposé que je viens de vous faire, à part quelques critiques dirigées contre les excès de la statistique, aussi bien que contre les exagérations de l'anatomisme, de l'ïatrochimie, ou de l'ïatro-physique, si j'ai pu paraître incliner un peu vers les procédés de recherches empruntés aux sciences physico-chimiques et physiologiques, ne croyez pas que ce soit par oubli ou dédain des sciences médicales anciennes et des traditions. Loin de moi pareille pensée, je sais voir, ad mirer et comprendre ce qu'il y a de vraiment beau et admirable chez les anciens.

Autant que qui que ce soit, je vous conseillerai de lire et de relire ces admirables descriptions des Stoll, des Torti, des Sydenham, des Pinel, sur les fièvres, des Baillou, des Bordeu, sur les diathèses, et les affections muqueuses.

A chaque instant, dans le cours de mon enseignement, vous m'entendrez rappeler les travaux et les noms des plus illustres médecins des siècles passés, à chaque instant j'aurai à parler d'influences d'âge, de sexe, d'idiosyncrasies, de diathèses, de milieux, que je n'expliquerai pas, que peut-être expliquerez-vous un jour, et auxquels je crois quand même et en attendant mieux.

Ce que j'ai voulu surtout, en vous parlant de l'esprit et des méthodes qui doivent nous guider dans l'étude de la médecine, en vous montrant les ressources qui, sagement employées, doivent féconder cette étude, c'est vous diriger dans cette voie de rigueur et de précision scientifiques, dans ces habitudes de saine et sévère observation, auxquelles la médecine actuelle est redevable de ses plus brillantes conquêtes.

Ce que que j'ai voulu également, après vous avoir parlé du présent, c'est vous demander de ne pas oublier le passé.

Une pathologie réduite à l'actualité, c'est-à-dire aux tendances, aux découvertes d'une époque, et absolument fermée, je ne dis pas seulement à ce qu'il y a de vrai dans les doctrines et les faits des siècles passés, mais peut-être même à certaines erreurs, ne serait plus une pathologie, et le cours que j'inaugure aujourd'hui n'aurait pas sa raison d'être.

Quelle maladie, en effet, n'a pas son histoire ? Quelle maladie avant ses certitudes n'a pas eu ses obscurités et ses erreurs ? Combien encore sont peu ou mal connues, et si, sous prétexte de progrès, nous restions systématiquement hostiles à toutes les notions de tradition et d'histoire, trop éphémère serait mon enseignement.

La vraie science n'est pas seulement celle qui cherche, mais aussi celle qui se souvient. En ajoutant donc, dans notre étude de chaque maladie, aux bases rigoureuses qui nous sont fournies par les procédés de recherches et les découvertes actuelles, cette notion historique, nous pourrons réellement définir la pathologie : *une science qui a pour objet l'histoire et la connaissance des maladies.*

Cette étude, Messieurs, nous la ferons avec l'esprit, les méthodes et les ressources dont je viens de vous parler, avec le passé aussi bien qu'avec le présent, nous la ferons surtout avec ce désir ardent, qui est de tous les temps et de tous les lieux, celui de savoir et de connaître ; nous n'aurons qu'un but, la vérité.

Quant aux classifications sur lesquelles nous aurons à nous appuyer, pour le groupement des maladies, comme il n'y en a pas de parfaite, nous choisirons la plus simple de toutes, celle du reste qui est presque généralement adoptée dans la plupart des ouvrages modernes de pathologie : la classification anatomique.

Celle-ci a du reste sur ses devancières, et sur la classification nosologique en particulier, ce triple avantage, de ne pas reposer sur la nature et la cause des maladies, toujours si incertaines, souvent si difficiles à saisir, d'être plus sûre dans son point de départ puisqu'elle repose sur la lésion organique, et enfin de mieux se prêter à une étude comparative des divers états morbides dont un même organe peut être le siége.

Chacun de ces états morbides, considéré isolément, c'est-à-dire chaque maladie après un aperçu historique, en rapport avec son importance, sera envisagée au point de vue de ses causes d'abord, puis étudiée dans ses lésions, c'est-à-dire dans son anatomie pathologique.

Ces lésions une fois connues dans leur origine, leur processus, leur constitution passagère ou définitive, nous passerons à l'exposé symptomatique, et comme chaque symptôme se rattache toujours ou presque toujours à des lésions anatomiques ou à des troubles fonctionnels, nous tenterons, par l'interprétation raisonnée de chacun d'eux, en remontant de l'effet à la cause, d'arriver à une notion, sinon absolument vraie, du moins aussi exacte que possible de la maladie. Ainsi comprise et complétée par l'exposé de sa marche, de sa durée, de ses terminaisons, et des traitements à lui opposer, chaque maladie aura sa place en pathologie comme elle la trouvera également dans le cours que nous inaugurons aujourd'hui.

Maintenant, Messieurs, que vous connaissez les moyens et le but de vos efforts, laissez-moi vous répéter ces dernières paroles de M. l'inspecteur général, à la séance d'installation de la Faculté, paroles que vous rappelait en terminant sa première leçon, notre savant et bien-aimé maître, M. le professeur Teissier : Maintenant à l'œuvre et en avant.

Oui, à l'œuvre résolûment et courageusement; à l'œuvre pour avancer encore dans cette voie où j'ai voulu engager vos premiers pas; à l'œuvre aussi pour chercher à appliquer ces méthodes et ces admirables ressources que je n'ai pu vous exposer que très-sommairement, pas assez, je le sais, pour vous les faire connaître, assez peut-être pour vous les faire aimer, et vous donner le désir de les apprendre.

Qu'à toutes ces ressources, il me soit permis, en terminant, d'en ajouter une dernière, de toutes peut-être, certainement devrais-je dire, la plus puissante : le travail.

Travaillez, ou plutôt travaillons tous, car il faut que nos efforts communs, ceux que vous allez faire et que je vous demande pour bien apprendre, ceux que je ferai et que je vous promets, pour bien enseigner, se confondent dès à présent.

Travaillons, pour chercher, voir, apprendre et savoir, travaillons Messieurs, travaillons sans cesse, et que dans ce travail de chaque jour, deux pensées se confondent et soient constamment présentes à notre esprit, le but élevé de la médecine et le relèvement de la patrie.

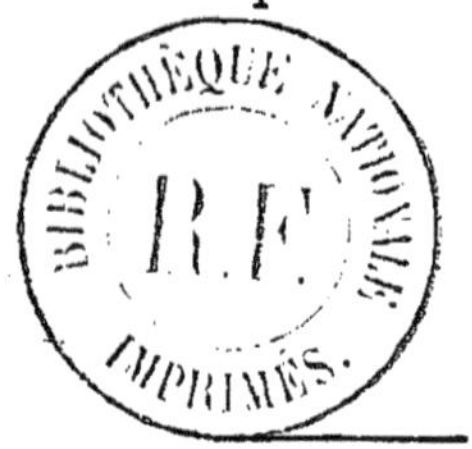

# DU MÊME AUTEUR

**Du rétrécissement de l'artère pulmonaire** (Lyon, 1859).

**De l'expectation dans la pneumonie** (Lyon, 1863).

**Recherches physiologiques sur le mécanisme des bruits respiratoires** (Paris, 1863, en collaboration avec M. Chauveau).

**De la curabilité de la phthisie pulmonaire** (Congrès de Lyon, 1864).

**Étude physiologique sur une variété de bourdonnements d'oreille, placés sous la dépendance du courant sanguin dans la jugulaire** (Paris, 1862).

**Du vomissement dans les maladies de l'appareil respiratoire. Étude spéciale sur le vomissement produit par la toux, son traitement par le bromure de potassium** (Lyon, 1868).

**Étude d'anatomie et de physiologie pathologique; sur la cause et le mécanisme du bruit de souffle cardiaque de la chlorose et de l'anémie** (Lyon, 1866).

**La fièvre typhoïde et les bains froids à Lyon pendant l'épidémie des mois d'avril et mai 1874** (Paris, 1874).

www.ingramcontent.com/pod-product-compliance
Ingram Content Group UK Ltd.
Pitfield, Milton Keynes, MK11 3LW, UK
UKHW021115230726
13926UKWH00002B/504